BEI GRIN MACHT SICH IHR WISSEN BEZAHLT

- Wir veröffentlichen Ihre Hausarbeit, Bachelor- und Masterarbeit
- Ihr eigenes eBook und Buch - weltweit in allen wichtigen Shops
- Verdienen Sie an jedem Verkauf

Jetzt bei www.GRIN.com hochladen und kostenlos publizieren

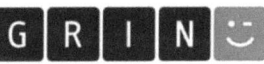

Patrick Eichholz

Planung einer Präventionsmaßnahme nach dem individuellen Ansatz

GRIN Verlag

Bibliografische Information der Deutschen Nationalbibliothek:

Die Deutsche Bibliothek verzeichnet diese Publikation in der Deutschen Nationalbibliografie; detaillierte bibliografische Daten sind im Internet über http://dnb.d-nb.de/ abrufbar.

Dieses Werk sowie alle darin enthaltenen einzelnen Beiträge und Abbildungen sind urheberrechtlich geschützt. Jede Verwertung, die nicht ausdrücklich vom Urheberrechtsschutz zugelassen ist, bedarf der vorherigen Zustimmung des Verlages. Das gilt insbesondere für Vervielfältigungen, Bearbeitungen, Übersetzungen, Mikroverfilmungen, Auswertungen durch Datenbanken und für die Einspeicherung und Verarbeitung in elektronische Systeme. Alle Rechte, auch die des auszugsweisen Nachdrucks, der fotomechanischen Wiedergabe (einschließlich Mikrokopie) sowie der Auswertung durch Datenbanken oder ähnliche Einrichtungen, vorbehalten.

Impressum:

Copyright © 2012 GRIN Verlag GmbH
Druck und Bindung: Books on Demand GmbH, Norderstedt Germany
ISBN: 978-3-656-37170-0

Dieses Buch bei GRIN:

http://www.grin.com/de/e-book/209213/planung-einer-praeventionsmassnahme-nach-dem-individuellen-ansatz

GRIN - Your knowledge has value

Der GRIN Verlag publiziert seit 1998 wissenschaftliche Arbeiten von Studenten, Hochschullehrern und anderen Akademikern als eBook und gedrucktes Buch. Die Verlagswebsite www.grin.com ist die ideale Plattform zur Veröffentlichung von Hausarbeiten, Abschlussarbeiten, wissenschaftlichen Aufsätzen, Dissertationen und Fachbüchern.

Besuchen Sie uns im Internet:

http://www.grin.com/

http://www.facebook.com/grincom

http://www.twitter.com/grin_com

Inhaltsverzeichnis

1 EINLEITUNG 4

2 GRUNDLEGENDE DATEN DES KURSKONZEPTS 4

2.1 Titel 4

2.2 Handlungsfeld und Präventionsprinzip 4

2.3 Daten zum bestehenden Gesundheitsproblem 4

2.4 Forschungsergebnisse zum Thema 5

    2.4.1 Neue Ansätze in der Rückenschule? 5

    Effekte einer therapeutischen Rückenschule mit integrativem propriozeptiv-koordinativen Training 5

    2.4.2 Der Einfluss der integrierten Rückenschule auf das Schmerzerleben von Rückenschmerzpatienten 6

2.5 Zielgruppe 7

2.6 Übergeordnete Ziele 8

    2.6.1 Veränderung des Bewegungsverhaltens 8

    2.6.2 Ausbildung der physischen Gesundheitsressourcen zum Thema Rücken 8

    2.6.3 Befähigen zur selbstständigen Durchführung eines Bewegungsverhaltens zur Stärkung des Rückens mit Hervorhebung und Förderung der Eigenverantwortlichkeit 8

    2.6.4 Aufklärung zum Thema Risikofaktoren für chronische Rückenbeschwerden und Schaffung eines Problembewusstseins 8

3 INHALTLICH-ORGANISATORISCHE GROBPLANUNG DES KURSKONZEPTS 9

4 INHALTLICHE-METHODISCHE DETAILPLANUNG DES KURSKONZEPTS 10

5 DOKUMENTATION UND EVALUATION DES KURSKONZEPTS 19

6 LITERATURVERZEICHNIS 21

7 ABBILDUNGS-, TABELLEN- ODER ABKÜRZUNGSVERZEICHNIS 22

1 Einleitung

In der vorliegenden Arbeit ist das Thema die Planung einer Präventionsmaßnahme nach dem individuellen Ansatz. Dabei wird die Maßnahme in Anlehnung an die im „Leitfaden Prävention – Gemeinsame und einheitliche Handlungsfelder und Kriterien des GKV-Spitzenverbandes zur Umsetzung von §§ 20 und 20a SGB V vom 21. Juni 2000 in der Fassung vom 27. August 2010" definierten Qualitätskriterien entwickelt.

2 Grundlegende Daten des Kurskonzepts

2.1 Titel

Der Titel des geplanten Kurskonzepts ist **„Get your Power -Back"**. Damit soll eine eher jüngere Zielgruppe angesprochen werden können. Der Titel ist doppeldeutig und kann sinngemäß mit „starker Rücken" sowie „Kraft zurückbekommen" übersetzt werden

2.2 Handlungsfeld und Präventionsprinzip

Das Handlungsfeld ist **„Bewegungsgewohnheiten"** nach dem Präventionsprinzip **„Vorbeugung und Reduzierung spezieller gesundheitlicher Risiken durch geeignete verhaltens- und gesundheitsorientierte Bewegungsprogramme"**.

2.3 Daten zum bestehenden Gesundheitsproblem

Eines der wichtigsten Mittel zur Vorbeugung und Behandlung von Rückenschmerzen ist ein Krafttraining für die wirbelsäulenstabilisierende Muskulatur. Untersuchungen belegen, dass durch ein aktives Krafttraining das Bewegungssystem so trainiert werden kann, dass Rückenprobleme positiv beeinflusst werden (Hoffmann & Siegfried, 2004, S. 4). Rückenschmerzen sind eine der häufigsten Ursachen für Arbeitsunfähigkeit (Seidel, Solbach, Fehse, Donker, & Elliehausen, 2007, S. 22) deren Prävalenz mit dem Alter und mit niedrigerem Bildungsniveau signifikant zunimmt (Robert-Koch-Institut, Allgemeines zu Rückenschmerzen, 2012) und manifestieren sich bereits im Kindes- oder Jugendalter (Sockoll, Kramer, & Bödeker, 2008, S. 35). Zudem stellt das Robert-Koch-Institut dar, dass Rückenschmerzen die häufigste Schmerzart sei unter der sowohl Männer als auch Frauen in den 7 Tagen vor der Befragung gelitten hätten. In einem Zeitraum von 12 Monaten geben sogar ein Viertel der Frauen und ein Sechstel der Männer chronische Rückenschmerzen an (Robert-Koch-Institut, 2006, S. 34f.). Weiter stellt das Robert-Koch-Institut fest: *„Rückenschmerzen sind generell in der Allgemeinbevölkerung sehr häufig; sie sind sowohl bei Frauen als auch bei Männern mit etwa 25 % die häufigste Ursache für Arbeitsunfähigkeit. 70 % aller Menschen haben innerhalb eines Jahres mindestens einmal Rückenschmerzen"* (Seidel, Solbach, Fehse, Donker, & Elliehausen, 2007).

Damit ist der Rückenschmerz nicht nur ein individuelles sondern vielmehr auch ein gesellschaftliches Problem in Deutschland.

2.4 Forschungsergebnisse zum Thema

Zu der Wirksamkeit und Notwendigkeit von Rückenkursprogrammen werden 2 Studien angeführt:

2.4.1 Neue Ansätze in der Rückenschule?
Effekte einer therapeutischen Rückenschule mit integrativem propriozeptiv-koordinativen Training

In der ersten Studie werden besonders die Einflüsse der koordniativen und propriozeptiven Fähigkeiten auf ein Rückenschulprogramm untersucht. Streicher möchte dabei neue Ansätze und Wege aufzeigen (Streicher, 2005).

Tab. 1: Studie 1

Wer hat die Studie durchgeführt	Streicher, H.
Titel der Studie	Neue Ansätze in der Rückenschule? Effekte einer therapeutischen Rückenschule mit integrativem propriozeptiv-koordinativen Training
In welchem Jahr wo publiziert	2005 in Deutschen Zeitschrift für Sportmedizin
Versuchspersonen	Interventionsgruppe 1: 23 Probanden (7 männliche/ 16 weibliche) im Alter von 52,78± 6,10 Jahren Interventionsgruppe 2: 18 Probanden (6 männliche/ 12 weibliche) im Alter von 52,00± 5,38 Jahren Wartekontrollgruppe:

	15 Probanden (9 männliche/ 6 weibliche) im Alter von 51,37± 6,52 Jahren
Versuchsaufbau	In einem Vorher-Nachher-Versuchsaufbau sollen die Effekte einer propriozeptiv-koordinativen betonten Rückenschule bei chronischen Rückenkranken mit dem klassischen Ansatz verglichen werden. Untersucht werden dabei die Schmerzsituation (visuelle Analogskalen), Konstanten der motorischen Leistungsfähigkeit (u.a. posturografische Verfahren) sowie die Körperhaltung (mittels Verhaltensbeobachtung).
Ergebnisse / Schlussfolgerungen	Die Ergebnisse des Versuchs sind, dass ein spezifisches Training Vorteile mit sich bringt. Es wurden dabei positive Effekte auf die Schmerzempfindlichkeit ($p<0,001$) festgestellt, ausgewählte motorische Parameter haben sich verbessert (statisches Gleichgewichtsverhalten $p<0,001$) und eine größere Nachhaltigkeit in der Einhaltung von bestimmten Körperhaltungen erbracht. Deshalb sind propriozeptive und koordinative Trainingseinflüsse zwei Punkte, die in den therapeutischen Rückenschulprogrammen vertreten sein sollten.

2.4.2 Der Einfluss der integrierten Rückenschule auf das Schmerzerleben von Rückenschmerzpatienten

Leistner und Benz haben in ihrer Studie die Einflüsse der Rückenschule auf das Schmerzverhalten untersucht und den Schmerzverlauf beobachtet (Leistner & Benz, 2000). In der folgenden Tabelle wird die Studie dargestellt.

Tab. 2: Studie 2

Wer hat die Studie durchgeführt	Leistner, M.; Benz, R.
Titel der Studie	Der Einfluss der integrierten Rückenschule auf das Schmerzerleben von Rückenschmerzpatienten Eine Schmerzverlaufsbeobachtungsstudie aus dem Rückenschulzentrum Wiesbaden
In welchem Jahr wo publiziert	2000 in Deutsche Zeitschrift für Sportmedizin
Versuchspersonen	57 weibliche Probanden mit mittleren Alter von 53,5 Jahren 15 männliche Probanden mit mittleren Alter von 47,2 Jahren

Versuchsaufbau	In der Studie wird bei der integrierten Rückenschule nach dem Konzept des Rückenschulzentrums Wiesbaden eine Beobachtung des Schmerzverlaufs vorgenommen. Dabei wurden 57 weibliche und 15 männliche Rückenschulteilnehmer vor, während und 3 Monate nach dem Ende des Programms untersucht. Jeder Proband hat seinen Schmerzverlauf in einem Schmerztagebuch festgehalten und mit einem Schmerzscore auf einer Schmerzskala von 0 bis 5 klassifiziert.
Ergebnisse / Schlussfolgerungen	Nach Beendigung des Kurses fand sich sowohl bei Männern als auch bei Frauen eine signifikante Schmerzreduktion, die bis zu der Hälfte des Ausgangswertes betrug. Drei Monate nach dem Ende des Programms sind die Schmerzscores bei den Frauen noch 38% und bei den Männern 51,8% unterhalb der Werte vor Beginn des Kurses. 14 Frauen mit der Hauptbeschwerdelokalisation im Lendenwirbelbereich konnten in einer Nachuntersuchung ein Jahr nach Kursende immer noch einen Schmerzscore aufweisen, der 31,4% unterhalb des Startwerts lag. Diejenigen mit Problemen in der Lendenwirbelsäule hatten einen höheren Nutzen insgesamt als die Gruppe mit der Schmerzlokalisation im Halswirbelbereich. Die Studie lässt den Schluss zu, dass das integrierte Rückenschulprogramm des Rückenschulzentrums Wiesbaden positiven Einfluss auf das Schmerzverhalten von Patienten mit Rückenschmerzen hat und die Ergebnisse stabil bleiben auch in der Nachkontrollphase.

2.5 Zielgruppe

Die Zielgruppe umfasst ausreichend motivierte Frauen und Männer im Alter zwischen 18-35 Jahren ohne chronische und manifeste Rückenbeschwerden (Übergangsbereich 6-8 Woche Akutschmerz zu Chronifizierung). Diese Menschen haben einen BMI von unter 26 und kommen eher aus der unteren sozialen Schicht. Dabei sind sie sowohl in der Freizeit als auch im Beruf tendenziell eher inaktiv. Die Personen sind sowohl ledig als auch liiert. Außerdem haben sie einen eher niedrigen Bildungsgrad und sind daher eher Angestellte sowie Arbeiter mit durchschnittlichem bis niedrigem Einkommen.

Kontraindikationen gegen die Teilnahme am „Get your Power-Back"-Programm stellen Stoffwechselerkrankungen und Erkrankungen des Nervensystems sowie akute Erkrankungen des Muskel-Skelett-Systems (z.B. Bandscheibenvorfall) dar.
Die Ziele und Motive der Zielgruppe lauten:

- Rückenschmerz lindern und/ oder vorbeugen
- Hintergrundwissen und Handlungskompetenz erwerben für eigenständige Durchführung von Bewegungsprogrammen (Was? Wann? Wie? Wo? Wer?)
- Soziale Kontakte knüpfen

2.6 Übergeordnete Ziele

Im Folgenden werden 5 übergeordnete Ziele genannt und begründet, die im Rahmen des Kurskonzepts verfolgt werden sollen:

2.6.1 Veränderung des Bewegungsverhaltens

Das Bewegungsverhalten ist ein möglicher Einflussfaktor auf die Gesundheit der Menschen. Durch ein aktives und gesundes Bewegungsverhalten (Hoffmann & Siegfried, 2004, S. 4) kann das Risiko sinken an Rückenleiden zu erkranken. Aufgrund des Präventionsprinzips und Handlungsfelds ist es ein notwendiges Ziel der Maßnahme.

2.6.2 Ausbildung der physischen Gesundheitsressourcen zum Thema Rücken

Durch eine starke Physis werden die Risikofaktoren für Rückenschmerz verringert. Eine starke Muskulatur der Rumpfmuskulatur schützt die Wirbelsäule vor zu hohen Belastungen und beugt so Rückenschmerzen vor (Hoffmann & Siegfried, 2004, S. 23).

2.6.3 Befähigen zur selbstständigen Durchführung eines Bewegungsverhaltens zur Stärkung des Rückens mit Hervorhebung und Förderung der Eigenverantwortlichkeit

Die Möglichkeit zur eigenständigen Durchführung von Rückentrainingsprogrammen ist ein wichtiger Bestandteil im Rahmen der Selbstwirksamkeitserwartung der Teilnehmer. Mit dem Verantwortungsbewusstsein und hoher Selbstwirksamkeitserwartung steigen die Erfolgsaussichten des Programms (Uhle & Treier, 2011, S. 45f. und 370). Das Barrieremanagement ist dabei ein Grundbaustein.

2.6.4 Aufklärung zum Thema Risikofaktoren für chronische Rückenbeschwerden und Schaffung eines Problembewusstseins

Ein vorhandenes Problembewusstsein ist Voraussetzung für ein darauf folgendes aktives Handeln. Das Wissen über Gefahren von chronischen Rückenschmerzen ist einTeil, der zur Schaffung des Problembewusstseins beiträgt (Uhle & Treier, 2011, S. 125).

3 Inhaltlich-organisatorische Grobplanung des Kurskonzepts

Tab.3: Grobplanung des Kurskonzepts

Kursinhalte	<ul><li>Theoretische Information über das Thema Rückenschmerz und Bewegung</li><li>Die praktische Umsetzung von Kraft-, Beweglichkeits-, Koordinationstraining</li><li>Schulung der Körperwahrnehmung inkl. Entspannung</li></ul>
Kursdauer	12 Wochen mit 14 Einheiten
KE/ Woche	1x/ Woche, in der Start- und Abschlusswoche 2x/ Woche
Kursaufteilung	15% Theorie und 85% Praxis
Dauer pro TE	60min (KE 1 und 14 dauern 90 min)
Kurszeit	Di 19 Uhr (Start-Abschlusstermin So 18Uhr)
Maximale Teilnehmerzahl	10 Personen, da so noch für ausreichend Ruhe gesorgt werden kann und Übungen mit einem Partner möglich sind.
Benötigte Räumlichkeiten	100m²
Betreuungspersonal	min. 1 Person; Geschlechtsunabhängig, nach § 20 SGB V zugelassenes Bewegungsfachpersonal
Geräte/ Hilfsmittel	Pezziball, Flexi Bar, Theraband, Hanteln, Matten, Igelbälle, Decken, CD-Rekorder, Laptop und Beamer
Kursanbieter	Volkshochschule

4 Inhaltliche-methodische Detailplanung des Kurskonzepts

Der Inhalt des Programms ist so aufgebaut, dass in der Theorie Schritt für Schritt Kenntnisse über den Rücken vermittelt werden. Dabei werden alle wichtigen Themen behandelt: anatomischer Aufbau der Wirbelsäule und Rückenmuskulatur, Ursachen von Rückenschmerzen, Effekte von Krafttraining, Tiefenmuskulatur. Außerdem werden in den letzten Kurseinheiten (KE) Möglichkeiten des Barrieremanagement stückweise erklärt und den Teilnehmern die Möglichkeiten gegeben nachhaltig ein Programm fortzuführen. Dadurch sollen die Teilnehmer mindestens 1 Ziel mit Handlungsplan haben, der auch Lösungen für möglichst alle Barrieren parat hat, wenn sie das Programm beendet haben. Am Anfang und Ende des Programms sind noch Befragungen angesetzt zur Evaluation der Selbstwirksamkeitserwartung. Außerdem sollen den Teilnehmern am Ende Möglichkeiten zum Weiterführen des Erlernten aufgezeigt werden möglichst in der Region.

Der praktische Anteil wird ohne oder mit verschiedenen Geräten durchgeführt. Dabei werden kräftigende als auch koordinative und stabilisierende Übungen vorgestellt (Streicher, 2005).In 2 Kurseinheiten wird vorerst ein Thema praktisch behandelt und später im Programm nochmals in 1 KE wiederholt, um die gelernten Übungen zu festigen. Am Ende werden auch Einblicke in die Entspannung gewährt.

In Hinblick auf die Zielgruppe ist das Programm so aufgebaut, dass die Teilnehmer zu Beginn einen guten Informationsstand über Rückenschmerzen und die Ursachen und Folgen erlangen, da die Zielgruppe eher Personen mit niedrigem Bildungsstand sind. Zudem sind sie im Alltag größtenteils inaktiv und daher werden nur ein paar Übungen in einer KE durchgeführt in der nächsten wiederholt und erweitert. Das Barrieremanagement ist gerade für die jüngeren Personen wichtig, da sie durch Berufseinstieg, Familiengründung oder ähnliches in dem Alter hohe Barrieren bei der Fortführung des Programms erwarten.

Tab.4: Detailplanung des Kurskonzepts

Kurseinheit KE	Themenschwerpunkte	Lernziele	Lerninhalte und Methoden
1	Theorie: Begrüßung und Kennenlernen; Hinführen zur Thematik mit Befragungen; Vorstellen des Programms; Praxis: Körperwahrnehmung der Rückenmuskulatur mit leichter Kräftigung	<ul><li>Sich gegenseitig kennenlernen</li><li>Individuelle Vorerfahrungen benennen/ austauschen</li><li>Erste Kenntnisse über die aktuelle Daten über Rückenschmerzen</li><li>Programm mit Absichten kennen</li><li>Rückenmuskulatur erfahren/ spüren</li></ul>	<ul><li>Begrüßung und Vorstellung des Programms mit seinen Tests und Absichten</li><li>Grobe Fakten über Rückenschmerzen in Deutschland im Rahmen der Begrüßung</li><li>Kennenlernspiel</li><li>Gruppengespräch</li><li>Ausfüllen der Fragebögen zur Selbstwirksamkeitserwartung und körperlichen Aktivität sowie BIA Messung</li><li>Verschiedene Stabilisationsübungen zum Erspüren der Rumpfmuskulatur</li></ul> **Benötigt werden:** <ul><li>Laptop und Beamer für die Theorie-Einleitung</li><li>Handouts über das Programm mit allen theoretischen Vorträgen</li><li>Matten</li><li>Fragebögen und Stifte</li><li>Musikanlage zur Übungsuntermalung</li></ul>
2	Praxis: Kräftigung und Dehnung der Bauch- und Rückenmuskulatur;	<ul><li>Übungen zur Kräftigung und Dehnung der Bauch- und Rückenmuskulatur kennenlernen</li><li>Kompetenz diese Übungen selbst durchzuführen</li><li>Grobe anatomische Kennt-</li></ul>	<ul><li>Erwärmung mit Musik spielerisch</li><li>Kurze theoretische Einleitung über grobe anatomische Kenntnisse der Wirbelsäule</li><li>Dehnübungen des unteren Rückens und der gerade Bauchmuskulatur</li><li>Kräftigungsübungen für den Bauch und den</li></ul>

	Theorie: Vermitteln von groben anatomischen Kenntnissen (Wirbelsäule)	nisse erwerben über den Aufbau der Wirbelsäule	unteren Rücken mit Ausgangsposition in Bauchlage/ Seitlage/Rückenlage ohne Geräte auf der Matte
			Benötigt werden: • Laptop und Beamer für die Theorie-Einleitung • Matten • Musikanlage zur Übungsuntermalung
3	Theorie: Vermitteln von Ursachen der Rückenschmerzen; Praxis: Kräftigung und Dehnung der Bauch- und Rückenmuskulatur; mit Wiederholung von KE 1	• Ursachen von Rückenschmerzen kennen und Risiken besser einschätzen können • Weitere Übungen kennenlernen für die Stärkung und Dehnung der Bauch- und Rückenmuskulatur • Kurze Wiederholung von Übungen der KE 1 • Festigen von Erlerntem	• Kurze theoretische Einleitung in die Stunde mit dem Vorstellen der Ursachen für Rückenschmerzen • Dehnübungen des unteren und oberen Rückens sowie der gesamten Bauchmuskulatur auf der Matte im Liegen, Stehen und Sitzen • Kräftigungsübungen auf der Matte in verschiedenen Ausgangspositionen (Seit-,Bauch-,Rückenlage und auf den Knien) • Wiederholen von Übungen aus KE 1
			Benötigt werden: • Laptop und Beamer für die Theorie-Einleitung • Matten • Musikanlage zur Übungsuntermalung

4	Theorie: Belastungen des Rückens beim Heben und Tragen; Praxis: Koordinative und Stabilisierende Übungen zur Festigung der Körpermitte; Körperwahrnehmung verbessern;	• Belastungen des Rückens beim Heben und Tragen kennen und bewerten können • Körperwahrnehmung besonders der Bauch- und Rückenmuskulatur verbessern • Rumpfstabilisierende Übungen kennen und durchführen können	• Einleitung theoretisch über die herrschenden Belastungen im Rücken bei Heben und Tragen, hervorheben der Wichtigkeit einer stabilen Körpermitte • Übungen mit dem Holzstab und Gewichtsstab auf der Matte im Stehen und Liegen • Halteübungen mit Korrektur und Hinweisen auf ein Erspüren der Muskulatur zur besseren Körperwahrnehmung **Benötigt werden:** • Laptop und Beamer für die Theorie-Einleitung • Matten • Holzstäbe • Gewichtstäbe • Musikanlage zur Übungsuntermalung
5	Theorie: Belastungen des Rückens im Alltag/ Beruf (Sitzen, Stehen); Praxis: Koordinative und Stabilisierende Übungen zur Festigung der Körpermitte Teil 2;	• Belastungen des Rückens im Alltag beim Sitzen, Stehen usw. kennen und bewerten können • Körperwahrnehmung besonders der Bauch- und Rückenmuskulatur verbessern • Rumpfstabilisierende Übungen kennen und durchführen können • Übungen aus KE 4 bei Bedarf wiederholen und festigen	• Einleitungsvortrag über Belastungen des Rückens im Alltag mit Einbeziehung von Gruppenerfahrungen • Koordinative Übungen auf der Matte mit dem Pezziball im Sitzen • Stärkende Übungen mit dem Pezziball auf der Matte für Bauch- und Rückenmuskulatur

	Körperwahrnehmung verbessern;		**Benötigt werden:** • Laptop und Beamer für die Theorie-Einleitung • Matten • Holzstäbe • Gewichtstäbe • Musikanlage zur Übungsuntermalung • Pezzibälle
6	Theorie: Wiederholung und Vertiefung der Anatomischen Kenntnisse (Muskeln); Praxis: Kräftigung der tiefen Rumpfmuskulatur;	• Möglichkeiten zum Training der Tiefenmuskulatur kennenlernen • Grundspannung, „Power House"; erlernen • Wissen über Tiefenmuskulatur erwerben • Die anatomischen Kenntnisse aus KE 2 über Wirbelsäule wiederholen und festigen • Zusätzliche Informationen über die Muskulatur des Rückens und Rumpfs erwerben	• Einleitend Informationen über die wichtigsten Muskeln für die Wirbelsäule, für den Rücken geben • Tiefenmuskulatur erklären • Zur Kräftigung der tiefen Muskulatur wird mit Basis Pilates Übungen gearbeitet auf der Matte im Stehen und Liegen • „Power House" erarbeiten **Benötigt werden:** • Laptop und Beamer für die Theorie-Einleitung • Matten • Musikanlage zur Übungsuntermalung
7	Theorie: Effekte des Krafttrainings auf die Rückenmuskulatur; Praxis: Kräftigung der tiefen	• Weitere Methoden zum Training der Tiefenmuskulatur kennen • Effekte der Schwingung des Flexi Bars erlernen • Die Effekte des Krafttrainings und die Zusammenhänge zum	• Als Einleitung die Effekte des Krafttrainings auf die Rückenmuskulatur und die Rückenschmerzen • Grundspannung vom Pilates wiederholen • Flexi Bar Übungen mit der Grundspannung vom Pilates vereinen im Stehen und Sitzen wie bei KE 6

	Rumpfmuskulatur;	Rückenschmerz kennen	• Die Notwendigkeit der Grundspannung für das Flexi Bar-Training und die Tiefenmuskulatur erklären
			Benötigt werden: • Laptop und Beamer für die Theorie-Einleitung • Matten • Musikanlage zur Übungsuntermalung • Flexi Bars
8	Theorie: Ursachen von Rückenschmerzen; Praxis: Steigerung der Kraftausdauerleistungsfähigkeit der Bauch- und Rückenmuskulatur	• Die Ursachen für Rückenschmerzen erkennen und bewerten können • Übungen erfahren, die die Kraftausdauerleistungsfähigkeit der Bauch- und Rückenmuskulatur steigern können	• In der Einleitung der Stunde über die Ursachen für Rückenschmerzen aufklären • Dabei Bezug nehmen auf die anatomischen Kenntnisse aus KE 2 und 6 • Übungen auf der Matte ohne Gerät durchführen, die in der Intensität die Kraftausdauer steigern • Ausgangslage ist sitzend und liegend auf Bauch und Rücken
			Benötigt werden: • Laptop und Beamer für die Theorie-Einleitung • Matten • Musikanlage zur Übungsuntermalung
9	Theorie: Barrieremanagement;	• Allgemeines Wissen über Barrieremanagement erwerben • Festigen und Ausbau des Wissens über Übungen zur Steigerung der	• In der Einleitung der Stunde über Barrieremanagement aufklären • Wichtigkeit und Ablauf des Barrieremanagement verdeutlichen • Übungen zum Kraftaus-

	Praxis: Steigerung der Kraftausdauer-leistungsfähigkeit der Bauch- und Rückenmuskulatur	Kraftausdauer-leistungsfähigkeit	dauertraining aus KE 8 wiederholen • Weitere Übungen in Bauch und Seitlage auf der Matte durchführen
			Benötigt werden: • Laptop und Beamer für die Theorie-Einleitung • Matten • Musikanlage zur Übungsuntermalung
10	Theorie: Ziele entwerfen; Praxis: Koordinative und Stabilisierende Übungen zur Festigung der Körpermitte; Körperwahrnehmung verbessern;	• Ziele genau definieren und selbst fassen können • Die Wichtigkeit von Zielen erkennen • Die Übungen aus KE 4 und 5 festigen und selbst durchführen können • Körperwahrnehmung weiter verbessern	• Als theoretische Einleitung die Fassung von Zielen erklären mit ihrer Bedeutung für ein erfolgreiches Fortführen von Übungen • Koordinative Übungen mit dem Pezziball im Sitzen wiederholen von KE 5 • Stabilisierende Übungen mit dem Holz- und Gewichtstab wiederholen von KE 4 • Ggf. Fragen klären und letzte Korrekturen vornehmen
			Benötigt werden: • Laptop und Beamer für die Theorie-Einleitung • Matten • Pezziball • Holz- und Gewichtstab • Musikanlage zur Übungsuntermalung

11	Theorie: Handlungspläne entwerfen; Praxis: Kräftigung und Dehnung der Bauch- und Rückenmuskulatur	• Handlungspläne kennen • Handlungspläne entwerfen können • Die Übungen aus KE 2 und 3 festigen und selbst durchführen können	• Als theoretische Einleitung die Wichtigkeit von Handlungsplänen verdeutlichen und den Teilnehmern die Hausaufgabe mitgeben selbst Handlungspläne für ihre Ziele zu fassen • Kräftigungsübungen aus KE 2 und 3 wiederholen • Dehnungsübungen aus KE 2 und 3 wiederholen • Ggf. Fragen klären und letzte Korrekturen vornehmen **Benötigt werden:** • Laptop und Beamer für die Theorie-Einleitung • Matten • Musikanlage zur Übungsuntermalung
12	Theorie: Bewerten der Ziele und Handlungspläne in Hinblick auf die Barrieren; Praxis: Kräftigung der tiefen Rumpfmuskulatur	• Barrieren in der Umsetzung von Zielen kennenlernen und einschätzen können • Die Barrieren bei den eigenen Zielen und Handlungsplänen identifizieren können • Durch Wiederholung der Übungen für die tiefe Rumpfmuskulatur aus KE 6 und 7 das angeeignete Wissen vertiefen	• Einleitend die Ziele der Teilnehmer besprechen und gemeinsam mögliche Barrieren in der Umsetzung finden • Beispielhafte Barrieren vorstellen • Barrieremanagement nochmals zusammenfassen • kurze Wiederholung der Theorie zur tiefen Rumpfmuskulatur • Übungen mit Pilates und Flexi Bar zur Stärkung der tiefen Rumpfmuskulatur aus den vorigen KE 6 und 7 wiederholen • Grundspannung wiederholen • Korrekturen bei Bedarf anwenden

				Benötigt werden: • Laptop und Beamer für die Theorie-Einleitung • Matten • Musikanlage zur Übungsuntermalung • Flexi Bars
13	Theorie: Lösungen für Barrieren finden und zusammentragen; Praxis: Kräftigung des Rückens bzw. des ganzen Körpers;		• Vermitteln von Übungen für den ganzen Körper zur eigenen Durchführung • Festigen des praktischen Wissens • Fähigkeit erwerben Lösungen für auftretende Barrieren zu finden	• Umgang mit Barrieren präsentieren und im Gruppengespräch weitere Lösungen finden • Lösungen für die Barrieren der Teilnehmer Ziele und Handlungspläne finden • Kräftigungsübungen in verschiedenen Ausgangspositionen ohne und mit Gerät in Bezugnahme auf alle vorigen KE je nach Wunsch der Teilnehmer • Dabei ggf. bestimmte Übungen auf Nachfrage wiederholen und korrigieren
				Benötigt werden: • Laptop und Beamer für die Theorie-Einleitung • Matten • Musikanlage zur Übungsuntermalung • Flexi Bars • Holz- und Gewichtstäbe • Pezzibälle

14	Theorie: Abschlussgespräch; Abschlussbefragung; Fazit für eine langfristige Integration von Bewegung im Alltag; Praxis: Spaß und Entspannung	• Einblicke in die Entspannung gewinnen • Förderung der Entspannungsfähigkeit • Wege finden das Training in den Alltag zu integrieren durch eigenes Barrieremanagement • Möglichkeiten zur Fortführung des Trainings aufzeigen mit Handout von Anbietern o.ä. aus der Gegend	• Gruppengespräche und Fazit ziehen über Programm • Erneutes Ausfüllen des Fragebogens zur Selbstwirksamkeitserwartung mit Auswertung und BIA Messung • Die Ziele und Pläne der Teilnehmer nochmals auf Fragen und Probleme überprüfen • Vorstellen von Anbietern o.ä. für sportliche Aktivität aus der Region • Abschlussentspannung • Verabschiedung **Benötigt werden:** • Laptop und Beamer für die Theorie-Einleitung • Matten • Handout über Anbieter für sportliche Aktivitäten der Region • Musikanlage zur Übungsuntermalung • Decken und Kissen • Fragebögen und Stifte • Stühle • BIA Messgerät

5 Dokumentation und Evaluation des Kurskonzepts

Ausbildung der physischen Gesundheitsressourcen zum Thema Rücken

Um gesundheitsrelevante Effekte durch das Programm nachweisen zu können, werden die Teilnehmer am Anfang und am Ende des Programms befragt zu ihrem Gesundheitsverhalten und der Selbstwirksamkeitserwartung. Die Erfassung der Selbstwirksamkeitserwartung zur sportlichen Aktivität und der Freiburger Fragebogen zur körperlichen Aktivität am Anfang und am Ende des Programms wird dabei empfohlen beziehungsweise vorausgesetzt. Außerdem werden am Anfang und am Ende des Programms die Teilnehmer gewogen und machen eine bioelektrische Impendanzanalyse (BIA) zur Feststellung der Körperzellmasse.

Tab.5: Evaluation des Kurskonzepts

Interventionsziel	Zielindikator	Erhebungsmethode	Erhebungsinstrument	Messzeitpunkte (t)
Verbesserung der Selbstwirksamkeitserwartung auf mind. 8	Selbstwirksamkeitserwartung	Standardisierte schriftliche Befragung	Fragbogen zur Selbstwirksameiterwartung der sportlichen Aktivität (SSA)	$t_0=$ 1. KE $t_1=$ 14. KE
Steigerung der körperlichen Aktivität auf mindestens 150min/ Woche	Körperliche Aktivität in Minuten pro Woche	Standardisierte Befragung	Freiburger Fragebogen zur körperlichen Aktivität	$t_0=$ 1. KE $t_1=$ 14. KE
Verbesserung/ Aufbau der Körperzellmasse um 5% des Ausgangsgewichts	Körperzellmasse (BCM)	Biometrie (Wiegen) BIA Messung	Bioelektrische Impedanzanalyse BIA	$t_0=$ 1. KE $t_1=$ 14. KE

6 Literaturverzeichnis

Badura, B., Ducki, A., Klose, J., Schröder, H., & Macco, K. (2011). *Fehlzeiten-Report 2011*. Berlin Heidelberg: Springer Verlag.

Barthelmes, I. (2010). *iga.Fakten 2: Starke Muskeln, gesunde Knochen – beweglich bleiben im Beruf.* (BKK-Bundesverband, Hrsg.) Abgerufen am 17. Mai 2012 von Initiative Gesundheit und Arbeit: http://www.iga-info.de/fileadmin/Veroeffentlichungen/iga-Fakten_Praeventionsempfehlungen/iga-Fakten_2_Muskel-Skelett-Erkrankungen_2012.pdf

Hoffmann, G., & Siegfried, I. (2004). *Kongressbericht - Volkskrankheit Rückenschmerz: neue Sichtweisen.* Abgerufen am 14. Mai 2012 von German medical science: http://www.egms.de/static/pdf/meetings/ruecken2004/04ruecken1.pdf

Leistner, M., & Benz, R. (2000). Der Einfluss der integrierten Rückenschule auf das Schmerzerleben von Rückenschmerzpatienten. *Deutsche Zeitschrift für Sportmedizin , 51* (9), S. 297-303.

Rehfeld, U. G. (2006). *Gesundheitsberichterstattung des Bundes - Heft 30 Gesundheitsbedingte Frühberentung.* (Robert-Koch-Institut, Hrsg.) Abgerufen am 18. Mai 2012 von Robert-Koch-Institut: http://www.rki.de/EN/Content/Health_Reporting/GBEDownloadsT/fruehberentung.pdf?__blob=publicationFile

Seidel, D., Solbach, T., Fehse, R., Donker, L., & Elliehausen, H.-J. (2007). *Gesundheitsberichterstattung des Bundes: Heft 38 - Arbeitsunfälle und Berufskrankheiten.* (Robert-Koch-Institut, Hrsg.) Abgerufen am 12. Mai 2012 von Robert-Koch-Institut: http://www.rki.de/EN/Content/Health_Reporting/GBEDownloadsT/arbeitsunfaelle.pdf?__blob=publicationFile

Streicher, H. (2005). Neue Ansätze in der Rückenschule? Effekte einer therapeutischen Rückenschule mit integrativem propriozeptiv-koordinativen Training. *Deutsche Zeitschrift für Sportmedizin, 56* (4), S. 100-105.

Zok, K. (2010). *Gesundheitliche Beschwerden und Belastungen am Arbeitsplatz - Ergebnisse aus Beschäftigtenbefragungen.* (WIdO, Hrsg.) Abgerufen am 7. Mai 2012 von Wissenschaftliches Institut der AOK: http://www.wido.de/fileadmin/wido/downloads/pdf_publikationen/wido_pub_gesundheitlBeschw2010_0212.pdf

7 Abbildungs-, Tabellen- oder Abkürzungsverzeichnis

7.1 Tabellenverzeichnis

- Tab. 1: Studie 1   S. 5
- Tab. 2: Studie 2   S. 6
- Tab.3: Grobplanung des Kurskonzepts   S. 9
- Tab.4: Detailplanung des Kurskonzepts   S. 11
- Tab.5: Evaluation des Kurskonzepts   S. 20